AF305998

LETTRE

D'UN MÉDECIN

A UN AVOCAT,

OU

CONSIDÉRATIONS DE MORALE ET D'ÉCONOMIE POLITIQUE SUR L'ÉTAT ACTUEL DE LA PROFESSION DE MÉDECIN, EN FRANCE;

PAR LE D^R. EUSÈBE DE SALLE.

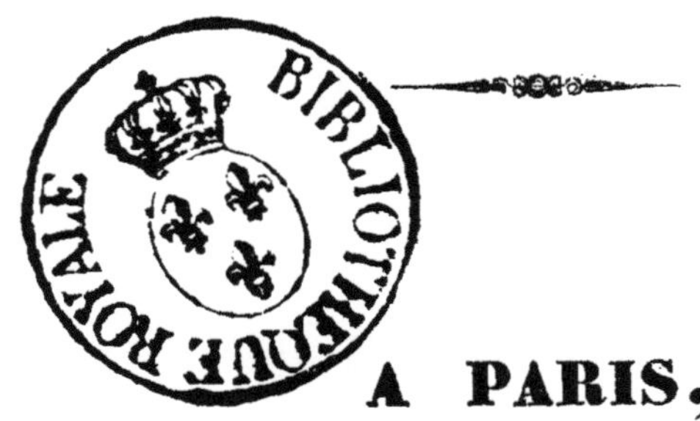

A PARIS,

CHEZ GABON, LIBRAIRE,

RUE DE L'ÉCOLE DE MÉDECINE, N° 10;

A MONTPELLIER, CHEZ LE MÊME LIBRAIRE;

ET A BRUXELLES, AU DÉPÔT GÉNÉRAL DE LIBRAIRIE MÉDICALE FRANÇAISE.

1828.

A UN AMI DE COLLÉGE,

AUGUSTE LACOMBE,

AVOCAT.

Cher et bon ami, tu seras surpris, affligé peut-être, en lisant la lettre que je t'adresse. Tu te rappelleras ces jours déjà si loin de nous, où ayant tous deux librement choisi nos états, je professais pour le mien un enthousiasme si expansif et parfois si hostile. Ton goût pour la jurisprudence me faisait pitié : pour conquérir à la médecine un disciple tel que toi, j'aurais volontiers conseillé à tes parens d'employer la violence.

Que vas-tu dire en me voyant presque regretter que les miens ne l'aient pas employée à mon égard ?

Les illusions de l'adolescence sont tombées! Étudiant, j'étais dans la salle aux enchantemens ; docteur, professeur, praticien, j'ai vu les planches et les coulisses du théâtre. Comme moi tu as vieilli, vu le monde ; tu me comprends. Le désenchantement était inévitable.

Je t'entends ajouter : « Pourquoi aggraver un petit malheur en le publiant ? Aimée ou non, ta profession est une seconde mère, et il y a de l'ingratitude à dénigrer ses parens. Bien plus, un autre soupçon va t'atteindre. As-tu reçu mission de tes confrères pour accuser la médecine et la société ? Si tu n'agis qu'en ton nom , les torts de l'art ne peuvent-ils pas être imputés à l'artiste ? et quand même tu serais fondé de pouvoirs d'un grand nombre, de tous, la crainte de la concurrence, le désir de l'écarter, l'intérêt personnel, en un mot, ne perce-t-il pas dans toutes les questions que tu as traitées ? et alors ne peut-on pas dire de toi comme de ce roi absolu qui composa une réfutation de Machiavel : Il crache au plat pour dégoûter les autres. »

Tels seront sans doute les scrupules de ton amitié; voici comment j'ai espéré y répondre.

Je n'accuse pas la médecine elle-même. Tu verras en plus d'un endroit que, comme science, elle a encore, elle aura toujours mon amour et mon respect. Quant à l'art lui-même, il n'aura que les inconvéniens de toutes les professions en général, dès que l'état social de la France aura subi quelques changemens; c'est-à-dire quand les lois et les mœurs auront été renouvelées ; c'est-à-dire dans quelques siècles.

« — Tes reproches tombent donc aplomb sur la société. Mais faire le procès à la société, c'est le faire au temps : tu t'impatientes donc contre la lenteur de son vol?—Cela n'est pas sage sans doute, mais tout réformateur est excusable de vouloir jouir de ses réformes; et où serai-je dans trois ou quatre siècles ?

«—Espères-tu faire marcher le temps plus vite, ou changer sa direction? La présomption est grande. »

— Oui, aussi grande que celle de la fourmi, qui en portant un grain de sable sur les dunes d'Oleron, s'imaginerait hâter la marche de ces montagnes mouvantes. En réalité, cependant, ce petit grain contribuera pour quelque chose au déplacement de la masse; mes calculs ne sont pas plus ambitieux. Mais les caprices du hasard ne permettent-ils pas d'espérer davantage ?

Un certain publiciste, en écrivant son fameux livre du tiers-état, ne prévoyait pas le gigantesque succès qu'il obtint. Le grand élément de succès n'était pas dans le mérite du livre ; il était au dehors. La société était mûre pour lui. Mais quels symptômes avaient irrévocablement signalé cette maturité ? — Des milliers, va-t-on me crier de toutes parts, aujourd'hui qu'on peut prophétiser après l'événement.

Je vais, à mon tour, imiter cette assurance pour jouer le prophète véritable. Je recommande à ta méditation les faits que j'expose dans ma brochure, avec le petit commentaire que j'y vais joindre.

Je n'ai pas reçu mission de mes confrères, mais j'ai dû demander des renseignemens à un grand nombre d'entre eux. Tous, sans exception, ont partagé mon opinion sur la nullité politique des médecins, sur l'exiguité de leurs récompenses pécuniaires, sur la longueur et l'assujétissement de leur métier. Ces trois points sont reçus par tous comme articles de foi. Je les ai souvent exposés à des gens étrangers à notre art, à des personnes de toutes les classes et de tous les degrés d'intelligence. L'étonnement a été leur premier mouvement; on croit toujours que justice s'exerce. Mais les faits qui contrariaient cette opinion sont tellement nombreux, tellement évidens, qu'il m'a toujours suffi d'une minute pour convertir mon auditeur.

Voilà, d'un côté, conscience d'un droit dont on est privé; de l'autre, croyance en la possession de ce droit. Il suffirait aux premiers de revendiquer pour obtenir ce dont les autres proclament implicitement la justice, en croyant à son existence.

Le tiers-état était un peu moins éclairé sur ses droits, un peu plus divisé sur les moyens de les faire reconnaître; les privilégiés, moins disposés à faire des concessions. Les médecins n'ont donc qu'à vouloir pour que la vérité soit connue du public , et une première justice leur sera rendue. La vérité arrivera forcément du public aux gouvernans, et nous pourrons exercer nos droits politiques.

Est-il besoin de revenir maintenant sur la question de convenances relative à la profession? Il n'appartiendrait pas à un médecin de faire le procès à la médecine; mais enfin le mal existe! Qui le dénoncera, si les médecins sont seuls à portée de le connaître ?

La question des convenances de personne ne m'inquiète pas davantage. Quand il faut que le public connaisse la vérité, un peu d'intérêt personnel double le zèle de celui qui la lui dénonce. Mais ce n'est pas toujours le plus opprimé qui est le premier à se plaindre, c'est plutôt le moins patient.

Si jusqu'ici mes confrères ont eu assez de longanimité ou d'optimisme pour se résigner, ils verront avec plaisir que quelqu'un a été assez irascible pour se constituer bouc émissaire.

J'en connais pourtant plusieurs qui sont d'une humeur assez chagrine pour m'avoir devancé. Ils sont trop occupés pour trouver le temps d'écrire. Cela peut prouver deux choses : la première, que beaucoup d'occupation n'annule pas tous les ennuis de la profession ; la seconde, c'est que moi-même j'ai le temps d'écrire et d'imprimer... Et quand cela serait? Ne t'ai-je pas entendu dire que les meilleurs livres de droit avaient été faits par des avocats sans cause ?

Vale et me ama.

EUSÈBE DE SALLE.

LETTRE
D'UN MÉDECIN
A UN AVOCAT.

Une profession, en général, est un instrument à gagner sa vie. Les professions libérales sont de plus un moyen d'acquérir une importance sociale, proportionnée à la capacité de ceux qui les exercent. Je vais juger la Médecine sous ces deux rapports.

Gagner sa vie, dans le dictionnaire des économistes, ne signifie pas seulement se procurer de quoi manger, se vêtir et se loger. Outre les besoins communs à tous les hommes, le moins qu'on puisse exiger d'une profession est qu'elle donne en sus de quoi pourvoir aux besoins nouveaux qu'elle fait naître. Thermomètre universel, l'argent a le privilége de

mesurer les besoins de l'ordre moral aussi bien
que les autres : bien plus, il fournit de quoi
les satisfaire, car la fortune devient un puissant moyen de considération. Ainsi, le compte
des revenus pécuniaires du médecin se trouvera toujours mêlé à l'appréciation de ses revenus moraux.

Pendant la révolution, les médecins ont
figuré dans les assemblées départementales,
dans les assemblées législatives et souveraines,
dans les ministères : ils étaient partout. Sous
l'empire, leur étoile a un peu pâli ; et enfin,
depuis la restauration, leur rôle politique est
à-peu-près réduit à rien. Cette progression
décroissante est peu flatteuse, car on dit que
la révolution avait tout bouleversé et que la
restauration a tout remis en ordre.

Aujourd'hui, si quelques médecins sont revêtus des marques de distinction dispensées
par le gouvernement, nous allons voir qu'elles
les classent dans un rang peu élevé. Commen-
çons par les décorations.

Le grade de commandeur de la légion-
d'honneur est le plus élevé auquel ils soient
parvenus. Hâtons-nous d'ajouter que les trois

ou quatre colliers qu'ils possèdent ont été donnés sous l'empire. Encore Napoléon les accorda-t-il plutôt à l'importance acquise par le service de santé durant un état de guerre continuelle, au rang élevé dont les chefs du service jouissaient dans la hiérarchie militaire, qu'en considération de la profession en général. En veut-on une preuve irrécusable? son premier médecin et son premier chirurgien n'en furent point décorés.

Les croix d'officiers sont aussi rares que les colliers de commandeurs; beaucoup de croix d'argent ont été distribuées depuis 1815. Néanmoins ce sont encore des distinctions parmi les médecins. Mais c'est dans la société en général qu'elles devraient en former une. Un docteur à ruban rouge voudrait en vain se flatter que les décorations ont une valeur différente selon les états auxquels elles sont données. La multiplicité des grades dans l'ordre de la légion-d'honneur est là pour dissiper ce rêve d'amour-propre, et ceux de nos confrères qui, simples *membres* de l'ordre, prennent le titre de chevalier, trouveraient leur ambition bien modeste, s'ils réfléchissaient que tel sapeur qu'on voit le matin fendre du bois à la porte de son colonel, ou tel domestique à livrée, employé dans un château royal, pourrait leur donner l'accolade et s'appeler leur frère en chevalerie.

La croix de Saint-Louis a été moins prodiguée ; elle ne se donne qu'aux officiers. Elle ne vient jamais récompenser les services des médecins ou des chirurgiens militaires. A l'armée nous continuons à être des *pékins*, sans doute parce que nous ne portons pas d'épaulettes et que nous ne tirons jamais officiellement l'épée contre l'ennemi. Mais il y a, ce me semble, d'autres fonctionnaires qui ne portent pas plus d'épaulettes et ne tirent pas plus l'épée que nous, et qui cependant deviennent chevaliers de Saint-Louis. Le service des intendans militaires est-il donc plus important que le nôtre ? Seraient-ils par hasard plus exposés que nous ? Vont-ils comme nous panser les blessés sur le champ de bataille, au milieu des balles et des boulets ; dans les ambulances et les hôpitaux, au milieu des typhus aussi meurtriers que les boulets et les balles ?

Rappellerai - je ici ces scènes horribles où la guerre perdit trop souvent la générosité qui respecte le malheur et épargne un ennemi désarmé? combien de fois les hordes indisciplinées de Platoff, ou les bandes plus féroces encore d'el Pastor ou de Mina, n'ont-elles pas attaqué des convois de blessés et de malades? Et dans ces momens, qui faisait mettre pied à terre aux blessés pouvant encore se tenir debout? qui rangeait le reste en bataille sur les matelas ou la paille déjà souillés de leur sang? qui convertissait la charrette en un fort? qui leur donnait des armes, les encourageait, les commandait? en un mot, qui faisait le métier d'officier à sabre et à épaulettes en payant de sa personne après avoir tiré le meilleur parti de la troupe invalide? Mais, à cette époque, il n'y avait pas de croix de Saint-Louis, et désormais la Sainte-Alliance nous garantit une paix perpétuelle; ou tout au moins les cosaques et les partisans feront la guerre avec honneur et humanité.

Le cordon noir pourrait devenir une des décorations les plus considérées, à cause du petit nombre de chevaliers permis par les statuts de l'ordre. Mais les lois sont faites pour être violées ! Les classes de la société qui estiment les distinctions obtenues par un talent personnel, ne demanderaient pas mieux que d'entourer de leur respect le cordon de Saint-Michel, porté par de vrais savans ou par des artistes de génie; mais le faubourg Saint-Germain qui se souvient encore que cet ordre marcha jadis l'égal du cordon bleu, aura beau jeu pour reproduire contre lui l'aristocratique mépris du duc de Saint-Simon, s'il le voit porter par des barbouilleurs, des croque-notes et des critiques sans goût; par des opérateurs mal habiles, par d'obscurs tâteurs de pouls et par d'heureux charlatans.

L'avantage incontestable de la rareté se trouve tout entier dans les titres nobiliaires. A peine quatre ou cinq de nos confrères ont été créés barons; le nombre de chevaliers institués par lettres-patentes est moindre encore. Mais on peut parier à coup sûr que cela tient au petit nombre des demandes. Le titre de baron est, somme toute, la plus haute distinction obtenue par les médecins. Mais ce n'est pas seulement dans sa classe qu'il s'agit d'être éminent.

Donné comme récompense sociale, le titre de baron est un point dans la ligne. Prenons garde en acceptant une distinction qui nous classe, de commettre la gaucherie de ce manufacturier du temps d'Henri IV, qui renonça à être le premier des bourgeois pour devenir le dernier des nobles. Peu de médecins sont barons sans doute; mais combien n'y a-t-il pas de barons en France? et combien n'y a-t-il pas de titres au-dessus de celui-là? Que ce docteur-baron soit homme de cour, officier de la légion-d'honneur, commandeur même; hé bien! ce médecin des rois, ce roi des médecins, est tout au plus l'égal de deux ou trois mille colonels portant le même titre que lui et revêtus de plus de décorations. Mais les colonels ont en grades et en titres une immense carrière ouverte à leur ambition. Il faut que l'ambition du baron-docteur soit satisfaite. Prétendre au titre de vicomte serait pour lui le comble de la folie. Se contenter de la baronie en y ajoutant la dignité de pair, ce serait escalader le ciel. Quand on a voulu donner une preuve éclatante de l'ambition effrénée de l'Alexandre des chirurgiens, on a insinué qu'il aspirait à la pairie.

Pendant que cette calomnie circulait à Paris, la médecine recevait sur les bords de la Tamise la distinction la plus insultante que monarque lui ait jamais octroyée. Un docteur à qui Georges IV croit devoir plusieurs fois la vie, et qui de plus est honoré de son amitié autant que de sa confiance, sir H. Halford, dut recevoir dans sa vieillesse une preuve de la tendresse et de la reconnaissance de S. M. B. Georges pensait tout bonnement à le créer pair d'Angleterre; le lord chancelier fit une grimace qui dérangea l'harmonie de sa perruque. « Pair d'Angleterre ! y pensez-vous, Sire? Lisez les précédens de la chambre des lords, votre client ne sera pas même pair d'Irlande ou d'Écosse ! » et le roi plein de respect pour les prérogatives de la chambre et pour la science de son chancelier, parcourut avec inquiétude le registre fatal. Les titres mentionnés pour l'élévation de plusieurs personnages ne lui semblaient pas inférieurs à celui de son protégé. L'un avait été le frère, un autre l'amant de la maîtresse d'un roi; celui-ci l'amant d'une reine; celui-là avait élevé des faucons et des hérons pour les menus-plaisirs d'un prince de Galles ; plus loin c'était un fonctionnaire que les Anglais nomment *Pimp*. Enfin, il y avait jusqu'à un barbier ! Georges crut sa cause gagnée quand il eut fait cette découverte. — Tenez, dit-il d'un air triomphant au chancelier, voilà mon antécédent... la trichotomie faisait autrefois partie de l'art chirurgical, et mon docteur a été aussi chirurgien. » Un moment ! répondit gravement le magistrat ; je me rends si votre docteur vous a jamais fait la barbe. Jurez-moi qu'il vous a seulement tondu un poil du nez avec des ciseaux, et je lui donne le pas sur tous les évêques : je l'institue pair et vicomte. » Malheureusement l'opération n'avait jamais été pratiquée ; et un roi, même pour donner une récompense, ne peut pas faire un faux serment. Il fallut tourner la résistance qu'on n'avait pas pu emporter d'assaut. Heureusement le registre avait fourni de nombreuses preuves que des femmes de toute espèce, même des femmes de médecins, avaient été créées pairesses ; et la pairie féminine fut dévolue à la dame pour acquitter les obligations qu'on avait au mari

A Paris, non plus qu'à Londres, aucun médecin ne siége dans la chambre haute, et il n'y a pas d'apparence qu'aucun y arrive de sitôt. Cabanis était mort avant la restauration, et les deux chimistes qui ont porté le titre de sénateurs de l'empire et de pairs de France ne furent jamais médecins : ils se sont laissé appeler docteurs, à-peu-près comme le Pape prend le titre de serviteur des serviteurs de Dieu, par une humilité courtoise qui sied à merveille aux grands de la terre. Avouons, cependant, que ce n'est pas la faute du gouvernement tout seul si nos confrères n'arrivent pas à la pairie. Lorsqu'on ne peut y prétendre que par le talent ou le dévouement aux ministres, il faut d'abord passer par la chambre des députés; c'est la savonnette à vilain de notre époque. Mais depuis long-temps les électeurs semblent persuadés qu'il y a incompatibilité entre les travaux du médecin et ceux des députés ; les ministres se montrent imbus de cette opinion, en ne nommant aucun docteur à la présidence d'un collége électoral, et les docteurs la laissent accréditer et prescrire en fuyant la candidature.

Il y a quelque chose de vrai dans cette opinion. Un malade de Perpignan recevrait difficilement deux visites par jour d'un médecin qui crierait la clôture ou mettrait une boule blanche dans l'urne de M. Ravez. S'il se contentait de le consulter par correspondance, leurs rapports ne pourraient être fort suivis, si le député docteur était de l'opposition de droite ou de gauche, ou s'il travaillait dans les commissions. Mais où a-t-on vu que les négocians et les avocats qui remplissent la chambre, continuassent des soins journaliers aux affaires de leur commerce ou de leurs cliens? Ils se font remplacer. Qui empêche les médecins d'en faire autant? quand ils meurent ou qu'ils changent de pays, leurs malades ne les suivent pas. La question n'est donc pas, comme on se l'imagine communément, que leurs malades puissent se passer d'eux, mais bien qu'eux-mêmes puissent se passer de leurs malades ; cette difficulté est plus grande. Pour être député, il faut 1°. être éligible, et pour être éligible il faut 1°. payer mille francs de contributions. Si jamais docteur de province arrive à ce point de fortune, ce n'est qu'à un âge où toute ambition est éteinte; car nous verrons bientôt que les revenus de l'état ne commencent à couvrir les dépenses qu'après l'âge de quarante ans, et que s'ils donnent quelque jour l'aisance au médecin, c'est à la condition qu'il ne se retirera jamais pour en jouir.

Quelques docteurs ont siégé à la chambre des députés depuis la restauration. Tous forment des exceptions qui confirment la règle générale que je viens d'exposer. La plupart n'avaient jamais vu de malades; tous avaient d'autres revenus que ceux de leur profession. Ils étaient négocians ou agriculteurs, et leurs fonds de commerce ou leurs propriétés leur étaient venus par mariage ou par héritage; en un mot, ils ne les avaient pas gagnés en exerçant la médecine. L'un de ces docteurs a fait assez de bruit comme député, puisqu'un amendement de sa façon a créé la chambre septennale. Le péché originel de son métier l'a empêché de recueillir toute entière la reconnaissance qu'on lui devait pour ce service éminent; cela valait au moins une sinécure avec le titre de conseiller-d'état. Mais les docteurs n'entrent pas plus au conseil-d'état qu'à la chambre des Pairs : il avait déjà la siné-cure, il fallut s'en contenter.

En fait d'honneurs municipaux, plusieurs médecins sont maires de villages, adjoints dans des villes de quatrième ordre, membres d'un conseil communal ou départemental. Je ne sache pas qu'aucun ait encore atteint la mairie d'une bonne ville. Comme ils sont en général philosophes, ils se consoleraient aisément même de la perte de ce qu'ils possèdent. Les fonctions municipales ne seront jamais bien lucratives, et elles ne donneront guère de pouvoir et de considération, tant que les communes ne seront pas organisées.

Peut-être la considération privée vient-elle nous dédommager de l'absence ou de la modicité des preuves officielles de la considération publique. Remarquons d'abord qu'il ne peut être ici question des rapports du médecin avec ses amis et avec les connaissances qui le fréquentent et le jugent ; la considération s'attache alors à l'esprit, au caractère, en un mot à la personne et non à la profession. Que pensent les indifférens ou les étrangers ?

Les gens qui se portent bien et qui théo-
risent sur la médecine l'appellent parfois une
noble profession. Noble, je le veux bien ; mais
est-ce noblesse féodale ? non, car les barons
bardés de fer se glorifiaient de leur ignorance
et tuaient avec intention. Noblesse aristocratique? encore moins ; sa première condition
était la richesse, la seconde de n'être aux gages
de personne. Reste la noblesse morale, l'humanité, la science, le dévoûment. L'épithète
de noble est donc un lieu commun que l'on
redit par tradition comme tant d'autres, mais
auquel on ne croit pas plus qu'au suivant.

Les gens qui ont peur d'une maladie pour
eux-mêmes ou leurs proches, à plus forte raison
les gens qui en sont actuellement attaqués,
proclament l'égal d'un Dieu le médecin qui
les en préservera ou parviendra à les guérir.
La morale change un peu quand on est guéri
ou que le proche a succombé.

Ici, commencent des relations d'argent,
vagues, variables selon mille circonstances,
et conséquemment sujettes à contestation.
Celles-là empoisonnent tout.

Quand on compte des visites, et qu'on peut

les taxer un écu la pièce, la déconsidéra-
tion qui s'attache à un trafic, et à un trafic de
détail, menace le médecin.

Sous ce rapport, les chirurgiens ont un immense avantage. La chirurgie a une partie
manuelle qui, involontairement, la place toujours au-dessous de la considération morale
de sa sœur. Mais elle laisse des traces maté-
rielles de son intervention; le malade qui lui
doit son salut, comprend mieux les droits
qu'ont ses services à une récompense matérielle. Un exemple démontrera ceci jusqu'à
l'évidence.

Soient deux individus malades, l'un d'une
fièvre cérébrale, l'autre par la présence d'une
pierre dans la vessie. Chez tous les deux la
vie est également en danger; il faut une égale
habileté pour la sauver. Des deux côtés la
guérison se sera fait attendre quinze jours.
Le médecin a fait quinze visites, prescrit
des remèdes qu'il n'a pas fournis, et dont il
ne reste plus de traces. Le chirurgien a aussi
fait quinze visites; mais un jour, au lieu de
se contenter de parler, il a déployé des ins-
trumens, fait une opération sanglante, et tiré

de la vessie de son malade une pierre que celui-ci conservera précieusement. Le médecin recevra 45 fr. pour ses quinze visites, et le chirurgien recevra mille écus. Le médecin est un journalier, le chirurgien un entrepreneur travaillant à forfait.

Une conclusion obligée de ce parallèle, c'est que l'on n'est pas entièrement quitte envers le médecin, quand on lui a compté tant par visite. Il reste, pour effacer la différence de 15 à 1,000, une dette immatérielle comme son intervention.

Quiconque a une certaine délicatesse de sentiment, ou une éducation capable de faire apercevoir et copier ce qu'il y a de bien chez autrui, comprendra parfaitement que les rapports entre le malade et son médecin ne sont pas d'un intérêt purement mercantile et ne peuvent pas être formulés comme tels. Le médecin lui-même, quoique les sens du bienfaiteur soient moins aigus que ceux de l'obligé, le médecin sait cette vérité toute sa vie, et la sent jusqu'à ce que l'habitude ait engourdi son cœur et apprivoisé sa pudeur. S'il n'en était pas ainsi, les détours que l'on

prend pour offrir de l'argent aux jeunes médecins, et ceux qu'ils prennent eux-mêmes
pour en accepter, seraient un fait moral inex-
plicable.

Si l'on est embarrassé pour offrir, on l'est
surtout pour offrir peu à-la-fois ; d'où il suit
qu'en augmentant la somme on diminue et l'embarras de l'offrant et l'embarras de celui qui
reçoit. Ici se trouverait donc un moyen de diminuer la dette morale. Avis à nos débiteurs.

Mais la grande majorité des clients n'aper-
çoivent que la moitié du fait ; quelques-uns,
plus clairvoyans, savent dissimuler. Les uns
et les autres profitent de l'ambiguité du service et de son tarif, quand vient le moment
de régler les honoraires.

Le nombre des visites est-il considérable ?
la somme à laquelle elles se montent paraît
forte en proportion de ce que le médecin a
fourni. Le malade est-il mort ? on l'avait appelé pour guérir, il n'a donc rien fourni. Le
malade est-il guéri ? la part qu'il a dans ce
résultat est douteuse. Dans tous les cas , les
soins et les services sont immatériels, et l'ava-

rice veille pour les apprécier le plus bas possible.

Le salaire est mince ; mais, en revanche, il
vient tard. Le médecin, déjà peu considéré,
parce qu'il est aux ordres de tout le monde et
travaille à la journée, risque, en envoyant un
compte, de se déconsidérer encore davantage.
Au moins ne doit-il l'envoyer que fort tard ;
au bout d'un an, par exemple. La valeur d'une
obligation ou d'une dette non réglée dimi-
nuant sans cesse à partir du moment où elle
fut contractée, le salaire finit souvent par
être perdu tout-à-fait.

Je passe maintenant à l'examen d'autres
procédés des particuliers vis-à-vis de nous.
Ceux-là vont achever de déterminer notre
rang dans la hiérarchie sociale. Jusqu'ici, le
médecin n'y a tenu que par sa profession.
Fixons-l'y par d'autres liens. Qu'il veuille
se marier, ou que déjà chef de famille il
cherche à établir ses enfans. Rien ne mesure
la valeur d'un homme comme les alliances
qu'il peut faire par lui, ou par les siens.

Un garçon, pourvu qu'il ait une éducation

libérale, est censé l'égal de tout le monde.
C'est un citoyen de toutes classes. Mais veuil-
lez réaliser cet assignat, vous verrez quelle
perte il éprouvera sur sa valeur nominale.
Que dans les hautes sociétés où, garçon, les
grands seigneurs lui ont serré la main, les
grandes dames l'ont encouragé, choyé, aimé
peut-être, un docteur se présente pour demander une épouse ou pour marier une fille !

Donnons-lui d'abord les chances les plus
favorables : que le père de la demoiselle sur
laquelle il a jeté les yeux, n'ait ni titres ni argent ; qu'il n'ait que son crédit pour former
une dot à son gendre. Si ce gendre est médecin, où peut le mener sa protection ? les places
de cour sout mal payées, les Facultés sont peu
nombreuses. Le patron aimera mieux donner
sa fille à un commis dans une administration
publique, à un propriétaire qui puisse devenir député ; il aimera mieux surtout la donner à un sous-lieutenant ; car l'épée est noble, et
noble ou roturier, un fonctionnaire puissant
aime à prendre pour gendre quelqu'un qu'il
puisse faire monter aussi haut que lui-même,

et surtout à ne pas placer sa fille dans la bour-
geoisie.

Quelques spéculateurs qui ne tiennent pas
un compte exact de tous les ressorts qui meu-
vent la société, s'étonneront de me voir pro-
noncer au dix-neuvième siècle des mots qui
n'appartiennent plus qu'au siècle passé. Noblesse et noble sont des locutions surannées ;
soit. Mais qu'ils se souviennent que toutes les
générations du siècle dernier ne sont pas encore
éteintes, et parmi ces antiquaires, la pièce
démonétisée circule encore en acquérant la
valeur idéale de la médaille. Enfin, la noblesse
figure officiellement parmi les institutions de
notre régime constitutionnel, et l'on dit que
les nouveaux nobles ne sont guère moins fiers
de leurs titres que les anciens.

Anciens et nouveaux sont précisément tous
les fonctionnaires un peu éminens. Toutefois,
les uns et les autres condescendent à engraisser
leurs terres avec le fumier de la roture.

Maintenant, pour en revenir à notre sujet,
que peut espérer d'eux un médecin ayant une
fille à marier ? Il est toujours sous-entendu

que sa profession a été son seul instrument
de fortune. A cinquante ans il a de l'aisance
par ses revenus, mais il n'a pas assez de capi-
taux pour faire la dot qu'exigerait le gendre,
et une mort au terme ordinaire rendrait illu-
soires des engagemens ultérieurs. On cite un
médecin riche, un seul. Mais il faut vivre
comme lui deux âges d'homme pour acquérir
sa grande fortune; mais il faudrait ne s'être
marié qu'à soixante ans pour avoir des filles à
établir quand on est octogénaire.

Le pouvoir ou le crédit peuvent suppléer
au manque d'argent ; mais nous avons vu à
quoi se réduisait celui des médecins. Enfin,
quand un gendre n'a besoin ni de la protection, ni des écus du beau-père, le moins qu'il
puisse exiger c'est la satisfaction de la vanité
nobiliaire. D'abord, peu de médecins sont
anoblis ; encore la seconde génération d'un
anobli fait-elle tache dans un arbre généa-
logique. Si le docteur est noble de race, il a
compromis sa noblesse en se faisant le serviteur de tout le monde. Or, maintenant, je
le demande, quel homme riche de talent et
d'ambition voudrait de la fille d'un médecin

avec peu d'argent et point de pouvoir? quel gentilhomme ou quel anobli voudra de la fille d'un médecin qui a peu d'argent, point de pouvoir et point de noblesse?

Reste pour le jeune docteur, comme pour les filles du vieux, la ressource des mariages d'inclination. Ceux-là deviennent de jour en jour plus rares dans un siècle calculateur. D'ailleurs, après la lune de miel, plus d'une femme a payé bien cher l'ambition ou la tendresse qui avaient amené l'union inégale. Quant au docteur que je viens d'appeler jeune, par distraction ou par antithèse, au temps où il pense réellement au mariage, il est d'ordinaire trop âgé et trop occupé pour filer le parfait amour... et ensuite un homme qui s'estime doit avoir assez de fierté pour ne pas entrer par une fausse porte dans une famille qui, libre de son choix, l'eût toujours repoussé.

Finalement, nous sommes réduits à regarder comme une bonne fortune ce qui n'est certes qu'un pis-aller, les alliances entre confrères. Si l'état était assez lucratif et assez brillant pour devoir le propager dans la famille, il serait encore plus simple de le faire embrasser à l'un des enfans mâles ; et c'est ce que la presque totalité des médecins se donne bien de garde de faire.

Cela serait pourtant excusable de la part d'un homme médiocre de talent ou d'une ambition bornée : son fils partant du point où lui-même est arrivé aura de grandes chances pour surpasser ses succès. Mais de la part d'un docteur riche de réputation ou de places, créer une dynastie de médecins me semble le comble de l'inconséquence et de l'humilité. Quelques exemples célèbres sont là pour me donner des doutes, mais ma conviction n'en est point ébranlée. La carrière a-t-elle été librement choisie par le fils? condescendance coupable pour un caprice de jeunesse. Le fils a-t-il obéi aux désirs de son père? le talent n'est pas universel. Habile à connaître les maladies, le père s'est exagéré la valeur sociale de sa profession : il n'a pas su séparer de celle-ci la considération qui n'appartenait qu'à son talent ou à son caractère. Le fils aura besoin de grands avantages personnels pour ne pas descendre au-dessous du père ; et en lui accordant tous ces avantages, son *nec plus ultrà* sera de se maintenir sur la même ligne. Mais est-ce là comprendre le monde! les générations ne doivent-elles pas être comme les individus, et dans l'histoire des familles ne trouve-t-on pas, comme dans la vie d'un seul homme, une tendance constante à s'élever? Phénix des docteurs, vous êtes impardonnable de ne pas faire un meilleur usage du crédit et de la fortune à laquelle vous êtes arrivé. Vous avez secouru les grands de la terre dans les momens d'inquiétude et de faiblesse, où l'intimité se forme, où la protection s'obtient! On ne peut rien vous refuser pour votre fils : il pourrait être auditeur et préfet, abbé et évêque, sous-lieutenant et général, secrétaire d'ambassade, puis ministre et ambassadeur! Attaché au service direct d'un monarque, il pourrait dire *le roi mon maître*, il pourrait aller dans un brillant équipage, et vous voulez le laisser dans un ignoble cabriolet, dans une vieille demi-fortune, sur le pavé crotté de Paris, à la solde et au contrôle d'un public ingrat et moqueur! Ah! cher confrère, revenez de votre délire exclusif. Les nobles dont vous vous êtes raillé quelquefois étaient plus adroits que vous : s'ils se reposaient sur les lauriers du chef de leur race, la noblesse se bonifiait comme le vin, en vieillissant. Votre fils aura besoin de travailler et d'avoir du talent pour ne rester que stationnaire ! c'est vraiment un métier de dupe. Pourquoi ramer de toutes nos forces contre un courant rapide, pour ne faire que rester en place ! ne vaudrait-il pas mieux abandonner la navigation pour prendre la voie plus sûre et plus expéditive de la terre, ou se reposer mollement sur le gazon du rivage ?

Voilà sans doute ce que se seraient dit les Zimmermann, les Haller, les Van-Swieten, les Bièvre, les Senac, et tous les docteurs heureux ou habiles qui furent moralistes en même temps que médecins. Encore, de leur temps la carrière médicale, moins encombrée qu'aujourdui, était-elle et plus lucrative et plus honorée. La Bruyère est là pour attester l'immense crédit que les médecins pouvaient acquérir à la cour de Louis XIV. Immédiatement avant la révolution, les médecins arrivaient aux titres et aux faveurs de la haute noblesse ; les petits et les gros écus qu'ils recevaient pour leurs visites, valaient un peu plus que les 3 fr. et les 5 fr. que l'on nous donne aujourd'hui. Tout a quadruplé de valeur ; le prix des visites est resté stationnaire : le nombre des médecins a décuplé, tandis que la recette diminue et par la concurrence et par le bas prix. Les dépenses obligées vont toujours croissant. Le loyer, qui les mesure assez uniformément, varie pour les médecins de Paris entre 1,800 fr. et 5,000 fr. Avant la révolution, on avait pour 600 fr. un appartement de prince.

Dans d'autres pays, où la société est encore dans l'état où elle était en France en 1788, la profession de médecin donne les mêmes profits. En Allemagne, en Espagne, en Portugal, le rapport du loyer avec le prix des visites est à-peu-près comme il était à Paris il y a quarante ans. En Angleterre, il est encore plus avantageux, car les médecins de Londres ne payent pas plus cher que nous pour leurs appartemens, et leurs visites sont payées une guinée. Les pharmaciens, qui sont dans ce pays le peuple des médecins, n'ont à la vérité que les profits qu'ils peuvent faire sur les médicamens fournis mais grâce à la polypharmacie brownienne, ils se payent souvent mieux que les docteurs; et d'ailleurs l'officine donne des profits séparés.

En Angleterre, la fortune mène à tout, et la médecine est un chemin de fortune. Sir H. Halford aurait mieux fait d'acheter un bourg pourri que de se fier à la protection du roi. En Espagne, en Portugal, en Italie, et, à plus forte raison, dans toute l'Amérique, la médecine est le moyen direct d'une grande considération. Il y a quelques années, pendant que la constitution des cortès faisait le tour de la Méditerranée, nous avons vu les médecins remplir les assemblées législatives et les administrations de tous les degrés. Placés par leur savoir à la tête du mouvement intellectuel, ils eurent les premiers droits à la confiance de leurs concitoyens.

Aujourd'hui, en France, les fonctions publiques ne viennent plus trouver le médecin, et il n'a plus ni le loisir ni la puissance de les poursuivre. Cette singularité est d'autant plus triste, que les fonctions publiques sont la seule échelle avec laquelle on puisse atteindre aux distinctions un peu élevées. Toutes les autres professions libérales offrent de nombreuses tangentes par où l'ambition peut prendre son vol. La médecine ne mène qu'à la pratique ou à l'enseignement médical; passe encore si l'une ou l'autre menait promptement à la fortune, car la fortune, d'où qu'elle vienne, est un marche-pied pour arriver au pouvoir. Mais la capacité pratique qui met à même tant de personnages qui n'ont pas encore atteint leur trentième année, de faire les opérations commerciales les plus vastes et les plus hardies, de commander des armées, de gouverner des empires, cette capacité si précoce pour d'autres états, ne vient jamais au médecin avant quarante ans révolus. Avant cet âge, ni le talent, ni le caractère du médecin ne méritent la confiance; Dieu préserve qu'on le laissât approcher du lit d'une jeune femme! on rougirait de lui avouer une infirmité; il y aurait du danger à le faire dépositaire d'un secret; enfin, la mère de famille qui oserait lui confier la santé de ses enfans ou de son mari, s'exposerait à la censure de ses amis et de ses proches.

Avec un début si tardif, nous n'avons pas atteint notre apogée à l'âge où tous les autres états sont finis et ont couronné l'homme qui les a exercés avec honneur. Nous arrivons au tombeau avant d'avoir pu songer à la retraite. L'indifférence du public laisserait croire que ce malheur est une nécessité immuable. Cela suppose de deux choses l'une : ou que les facultés intellectuelles appliquées à l'art de guérir vont toujours en s'améliorant, ou qu'elles ne sont plus capables de s'appliquer à autre chose. C'est un excès d'honneur et une indignité que nous sommes également loin de mériter. Le cercle d'une habitude amène inévitablement la routine ; à cinquante ans, plus qu'à quarante, à soixante plus qu'à cinquante. Quant à la spécialité du médecin, elle n'est pas telle qu'elle le rende impropre à s'occuper avec fruit d'autre chose ; elle n'est pas de nature à ne pas s'améliorer par la variété du travail. L'étude des sciences naturelles, l'observation du cœur humain, la vue des hommes dans toutes les situations de la vie, ne faussent pas plus l'esprit que les subtilités théologales ou la recherche des rimes. L'observation journalière des faits rapprochés des faits consignés dans les livres, et les déductions obligées de cette comparaison, ne donnent ni plus d'ignorance, ni plus de paresse intellectuelle que les exercices des camps et la vie de garnison. Et cependant ni les poètes, ni les abbés, ni les militaires, ne sont exclus des fonctions politiques.

Si ce n'est pas pour satisfaire ce petit grain d'ambition logé dans toutes les têtes, que nous devons regretter de ne nous appartenir jamais, il est permis peut-être de le regretter sous d'autres rapports. Admettons que la politique ne perde rien à la nullité à laquelle notre état nous condamne ; que ce soit à nous vanité mal entendue ou imprudence, de rêver la dangereuse fortune d'un Struensée ou d'un Abrantès, on ne nous contestera pas du moins que le travail officiel et obligé n'est pas toujours celui où l'on excelle. La profession que l'on suit n'est pas toujours celle que l'on aime, ou dans laquelle on donnerait le plus grand essor à ses facultés. Qu'un médecin praticien ait des goûts secrets, qu'il entreprenne des travaux hors de la ligne de sa profession, les obligations de la pratique qui viennent le déranger continuellement ont sans doute fait avorter beaucoup de choses médiocres, et, sous ce rapport, rendu de vrais services à la société, mais elles ont aussi fait avorter ou laissé imparfaits quelques travaux qui eussent été dignes d'admiration et de reconnaissance.

Et qu'on ne s'y trompe pas; cet esclavage est pour le médecin une condition de vie ou de mort. Quelques-uns de nos confrères, passionnés pour leur état, mais se sentant capables de lui rendre de plus grands services en s'occupant de la science, ont usé de leur liberté en renonçant à l'art lui-même. Leurs familles en ont cruellement souffert. Leur vie entière s'est passée à poursuivre des expériences coûteuses. Ils ont fait des découvertes que le public a payées comptant aux praticiens qui les appliquaient au lit du malade, tandis qu'eux-mêmes dévoraient la fortune acquise par une pratique précoce, ou plutôt celle qu'ils avaient héritée de leurs parens. Si, ravisés par la nécessité, ils ont voulu rentrer dans la pratique, le public, fidèle à ses habitudes de n'estimer

que ce qui est directement appliqué à son uti-
lité, les récompense en affichant de la répu-
gnance pour les médecins qui font des expériences et des livres.

Voués à la médecine pour toute notre vie,
au moins nous sera-t-il accordé quelques ins-
tans pour reprendre haleine. L'avocat et le
magistrat ont des vacations, le commis et le
militaire ont des congés ; le négociant se fait
remplacer ; l'artisan prend des lundis ; tous
suspendent leurs travaux les dimanches et
jours de fête. Non ! le médecin travaillera
toujours ; nouveau Sysiphe, il ne se reposera
pas un moment sur son rocher. Une absence,
ne fût-elle que de quelques jours, peut porter
un grand préjudice à sa réputation. Le plus
riche de ses cliens, la plus exigeante des pe-
tites-maîtresses choisiront ce moment pour
tomber malades. Et alors quel désespoir !
quelles imprécations ! Négligent, dévoué à ses
plaisirs plus qu'à ses malades, barbare, etc.
Encore les favoris de la fortune finissent-ils par
se faire tout pardonner. Mais qu'un médecin,
jeune, ou d'une réputation naissante, se per-
mette d'être absent au moment où un per-

sonnage un peu important lui fait l'honneur de l'appeler, la renommée, si paresseuse pour publier son mérite, trouvera tout-à-coup mille langues pour dénoncer ses défauts ; la satire n'aura pas assez de fouets, la richesse assez de hauteurs, assez de mépris pour le punir. On le proclamera indigne de gagner son pain, on le condamnera à mourir sur un fumier, ou dans un hôpital dont il ne sera pas médecin.

En résumant les circonstances défavorables auxquelles rien ne peut soustraire la médecine, nous voyons qu'il n'est aucun état qui exige des études plus longues, et partant plus dispendieuses ;

Qui commence aussi tard à rapporter ;

Qui, une fois commencé, occupe d'une manière aussi exclusive, aussi continue, aussi fatigante ;

Que, par conséquent, bien que les médecins n'achètent pas de charges, payent peu de chose pour leur apprentissage, et n'aient pas de fonds d'argent actuellement occupé par leur état, son capital ne se monte pas moins

en réalité à une somme très-considérable ;
d'abord :

Par un long amortissement; ensuite,

Par la lenteur avec laquelle les intérêts
croissent ;

Par l'assujétissement que son exploitation
impose ;

Par la spécialité de la valeur, spécialité qui
ne permet pas de l'employer à autre chose ; et
enfin,

Par une identification tellement intime
avec l'individu, que le capital périclite quand
le médecin est absent ou malade, et meurt
entièrement avec lui.

Pour toutes ces raisons, il me semble que
les profits pécuniaires seraient légitimement
acquis. En voici quelques autres, qui doivent leur prêter force et noblesse, car elles
sont tirées de l'ordre moral.

Au risque de faire crier au paradoxe, osons
dire que la médecine exige une des plus fortes
capacités, et pour me servir d'un langage que
les admirables travaux de M. Gall peuvent
faire comprendre à tout le monde, qu'il n'est

pas de profession occupant à-la-fois et plus fortement un plus grand nombre de régions du cerveau. Comme science, la médecine n'a pas sa pareille en étendue; comme art, elle exige souvent les qualités de l'homme d'état et du général d'armée. La possession de toutes ses ressources, la présence d'esprit, le sang-froid, au milieu du spectacle de la douleur et de la désolation, au milieu des émotions de la pitié, en présence d'une responsabilité immense et quelquefois de dangers personnels.

Si les lois ne sont pas un caprice convenu, la société une entrave créée par l'ambition et perpétuée par la routine; si, en un mot, la nature de l'homme est le fondement réel de toutes ses institutions, qui, plus que le médecin, est à portée de recueillir d'importans matériaux? qui en peut recueillir en plus grande quantité? L'homme, en rapport avec tout ce qui l'entoure, est l'objet perpétuel de ses études; l'homme mort et vivant, sain et malade : il ne s'en sépare jamais.

J'entends se renouveler la vieille accusation de matérialisme. Mais d'abord ce reproche sera une louange à la prochaine conversion de cette médaille à deux faces que l'on tourne et retourne depuis le commencement du monde. Aujourd'hui nous trouverions dans nos rangs assez de métaphysiciens subtils pour donner un démenti à nos accusateurs [1]. La direction habituelle de nos études n'est pas si grossière qu'on veut bien se l'imaginer. Nous ne séparons pas plus l'étude du moral de celle du physique, que nous ne sé-

[1] Chacun a déjà nommé M. Bérard Son *Traité du physique et du moral* a fait scandale parmi les médecins. Il faut y joindre l'auteur anonyme des *médecins français contemporains*. Je dois dire qu'il a su merveilleusement éviter le subtil et le nébuleux, à-peu-près inévitable dans le transcendantalisme. C'était sans doute parce qu'il n'exposait sa doctrine que par la voie indirecte de la critique. Nous l'attendons quand il l'exposera *ex professo*. Toutefois, je ne puis m'empêcher de consigner ici le plaisir que m'a causé la lecture de son livre. Par le titre, on le croirait tout de critique, et en réalité, il est plein d'originalité. Sa préface est un chapitre de Gilblas ; ses deux pages sur l'ecclectisme en médecine vont déranger l'assurance de quelques auteurs et praticiens qui se drapaient pompeusement dans un habit d'arlequin.

Que l'anonyme continue à passer en revue ses confrères. Ce n'est pas seulement par ses jugemens qu'il a fait tomber des réputations de grands médecins et de grands écrivains ; c'est en fournissant un nouveau type de bon style littéraire et de bon esprit médical. Une manière large, un talent vigou-

parons l'étude de la fonction de celle de l'organe, et nous avons sur nos détracteurs un avantage bien grand, nous voyons *fonctionner* le moral dans les situations les plus variées et les plus naturelles. Il nous fait des confidences plus naïves et plus complètes que celles qu'ils cherchent dans les livres ou dans les autres produits artificiels de la société. En tous temps nos études et nos occupations, la réflexion et la spontanéité nous ont conduits, comme par la main, à la philosophie pratique : c'est de cette école que nous avons été moralistes en même temps que nous étions physiciens.

Et cependant la société actuelle fait des

reux et souple lui assignent une des premières places dans la littérature médicale.

Le catalogue des médecins idéalistes ne finit pas là, tant s'en faut. Avant peu, ce sera les médecins matérialistes qu'on pourra compter. La médecine, comme toutes les autres sciences, suivra la marche de la philosophie régnante. Aujourd'hui, toute la nouvelle génération des savans lit le *Globe*, et bientôt il n'y aura que ceux qui n'auront pas assez d'esprit pour le comprendre, qui veuillent passer leur vie à assommer des chats ou à faire des observations microscopiques.

lois, administre, gouverne , et les médecins ne figurent point parmi les législateurs, les administrateurs et les gouvernans.

Les sophismes ne manqueraient pas aux élus pour répondre à ce manifeste, ni les apologies au peuple pour motiver ses mépris. Les véritables raisons ne sont entièrement connues que des principaux intéressés. Il faut avoir la franchise de les dire.

Le latin est la clef de toutes les professions savantes. Muni de cette clef, le fils de l'artisan ne peut plus rester artisan, car la révolution a aboli toutes lés distinctions de naissance. Cette heureuse ambition a mis en lumière une multitude de talens, mais elle a encombré de médiocrités toutes les professions libérales, surtout dès l'instant que l'état militaire n'a plus absorbé son immense et annuel contingent.

L'intérêt qui aurait dû diminuer la concurrence, alors surtout que le commerce ouvrait ses mille débouchés, l'intérêt n'a persuadé que le petit nombre.

De tout temps, le désordre et l'agitation ont enfanté des guerriers. Un ordre de choses stable, la paix, doivent produire des *clercs*. Depuis la restauration, il règne je ne sais quelle direction pédante qui fait mépriser le commerce. « Tu ne feras jamais un livre; ne fait pas un mauvais livre qui veut... » et autres anciens proverbes de cette famille, proclamaient la composition d'un livre comme le signe positif du talent. Quiconque a su lire dans un livre s'est cru appelé à en composer un. On a décoré de ce nom les thèses obligées des licenciés et des docteurs, et dès-lors la manie des diplômes a remplacé celle des parchemins nobiliaires.

Quelques hommes s'arrêtant aux apparences ont pu croire qu'ils faisaient un choix avantageux, parce que le commerce fait souvent payer l'apprentissage et exige toujours un certain capital. Le droit et la médecine n'exigent pas d'autres mises de fonds que de payer des études à très-bon marché. Le bas prix tente une foule de jeunes gens plus riches de vanité que d'argent. Le mécompte est moindre pour l'avocat : pour lui, la carrière de l'administration et de la magistrature sont ouvertes en même temps que les professions d'avoué, de notaire et d'avocat. Mais le médecin ne peut être que médecin. Son état est inséparable de sa personne. A trente ans, le notaire, l'avoué achètent comptant ou à crédit une étude, et le lendemain ils ont une existence assurée. Une clientèle de médecins est invendable.

Je l'ai déjà dit, quarante ans est le terme fatal avant lequel un médecin ne gagne pas de quoi payer ses dépenses ; et ses dépenses se montent assez haut. Il va dans le monde, et ne peut pas y paraître avec des habits négligés ; il reçoit du monde chez lui, et il ne peut pas être logé, comme un artiste ou un homme de lettres, dans une mansarde ou dans un grenier. Il parle dans le monde, et doit avoir fait une provision intellectuelle pour nourrir sa conversation ; il faut qu'il ait lu, qu'il ait vu ce que voient les autres, pour pouvoir nourrir leur conversation. S'il restait chez lui sans y recevoir personne, ses dépenses seraient moindres, mais elles seraient tout entières à sa charge et risqueraient d'y être toujours ; car il pourrait bien demeurer inconnu même après avoir atteint quarante et cinquante ans.

Comment donc faire, quand on a épuisé

son patrimoine ou qu'on a honte d'être à charge à ses parens? Comment faire, lorsqu'ayant un peu de fortune on a besoin des profits et des occupations officielles de sa profession pour ne pas laisser entièrement refroidir le goût qui la fit embrasser?

Un homme d'esprit a dit qu'il y avait de l'argent au fond de toutes les questions. Je crois qu'on devrait très-souvent y faire figurer la patience.

Prenons le médecin au moment où cette vertu est mise à la plus rude épreuve. Le jour que le besoin d'être quelque chose se fait sentir avec plus d'ardeur, l'impatience signale l'ambition plus sûrement encore que la patience n'est la marque du génie.

A cet instant critique, les caractères se dessinent plus fortement, les différences se prononcent. Nous pouvons cependant les rapporter toutes à l'une des trois classes suivantes.

PREMIÈRE CLASSE.

Esprits doués d'élévation et de force; ap-

titude universelle et néanmoins capable
d'exceller dans une spécialité.

Il serait bien extraordinaire qu'avec de tels
avantages on ne sentît pas profondément son
mérite. Aussi les hommes qui en sont doués
sont-ils fiers et dédaignent les voies illégitimes
de succès. Quelques-uns, qu'une fortune in-
dépendante a lancés de bonne heure dans le
monde, y ont acquis un brillant et une sou-
plesse qui leur a valu le patronage de quelque
grand seigneur : un vieux docteur les prend
sous son aile pour faire sa cour au grand seigneur, et à trente-six ou trente-huit ans, ces
êtres privilégiés commencent à avoir de la
réputation. Mais ces exceptions sont rares.
Tant de circonstances favorables sont diffi-
ciles à réunir. Le plus souvent, les hommes
de cette classe méprisant avec raison un public qui néglige de cueillir un fruit parvenu
à son entière maturité, renoncent à prati-
quer jamais la médecine, et se jettent dans
l'enseignement ou dans les études purement
théoriques. Par fois aussi le dégoût est porté
encore plus loin, et la médecine est entièrement abandonnée pour la littérature, l'his-

toire naturelle, ou toute autre carrière où le mérite ne se mesure pas aux années.

DEUXIÈME CLASSE.

Esprits doués d'assez de rectitude quand ils ne veulent pas embrasser de trop grands espaces ; moins sûrs et moins prompts quand ils mettent de la variété dans leurs études. Mais le plus souvent se bornant à une spécialité, et alors capables de l'exploiter avec succès. La plupart des praticiens distingués appartiennent à cette classe. Ces hommes estimables et laborieux sentent bien qu'on est homme avant quarante-cinq ans. L'indifférence du public leur cause autant de douleur que de privations. Moins portés vers l'étude du cœur humain et de la société que vers la science médicale proprement dite, ils vont se mêler aux élèves dans les hôpitaux et les amphithéâtres plutôt que de fréquenter les spectacles et les salons ; ils deviennent médecins des dispensaires et des bureaux de charité, font des cours particuliers ; alimentent les journaux de médecine avec les observations qu'ils recueillent ;

proportionnant toujours leurs dépenses à leurs revenus, ils vivent avec ordre, comme ils travaillent avec conscience. Une pensée, une illusion peut-être, mais noble, mais consolante, les soutient jusqu'au moment où leur clientelle est formée; c'est que la médecine est le plus beau des états; et le médecin le plus honoré, comme le plus honorable des citoyens. Pleins de leur naïve importance, vous les voyez toujours l'air grave, la démarche mesurée. Regardant en pitié les caprices de la mode, et stationnaires comme des quakers, ils ont toujours dans la couleur et la coupe de leurs habits quelque chose qui rappelle le costume officiel du docteur.

TROISIÈME CLASSE.

Celle-ci est la plus nombreuse. Il peut s'y rencontrer des caractères irréprochables, mais ils sont accompagnés d'un esprit étroit et d'une fausseté universelle: le plus souvent le caractère ne vaut guère mieux que l'esprit. La provision de vertu était petite, et la faim ou l'envie ont excité des orages pendant lesquels elle a été jetée à la mer. S'il y a une seule idée juste dans la tête des hommes de cette classe, c'est celle qui leur fait apercevoir le faible du public pour les charlatans, sa foi robuste dans l'action des remèdes et dans les explications mécaniques. Quelquefois, rendant aux individus des deux premières classes l'hommage que l'hypocrite rend à la vertu, on les voit prendre l'habit noir complet et la culotte courte pour passer pour des praticiens instruits ; d'autres adoptent les modes les plus extravagantes, et lardent de citations pédantesques le marivaudage des salons pour passer pour des médecins hommes du monde. Souvent les médecins de cette classe se font écrivains, en s'associant à quatre ou cinq chansonniers de taverne pour faire un vaudeville ou un mélodrame ; en faisant des articles dans des feuilles vouées à un culte monstrueux de la médecine et des coulisses, en estropiant la langue française et la science dans des manuels [1] ou des livres de médecine

[1] Je n'entends pas condamner uniformément tous les abrégés nouveaux que les dernières années viennent de voir

populaire, et, avec tout cela, ils espèrent que les gens de lettres les croiront médecins, et les médecins hommes de lettres.

L'homme honnête et de bonne compagnie, le savant digne du nom de médecin est partout coudoyé par ces indignes confrères. Leurs manœuvres, leur audace les font pénétrer partout. C'est de leurs produits que le marché est encombré; remèdes secrets, visites au rabais, patelinages de domestiques, commérages de portiers, fausse dévotion, tout leur est bon pour arriver. Leur état n'est qu'un instrument à argent; c'est de cela qu'il leur faut avant tout, la gloire viendra si elle peut;

éclore. Il en est dans le nombre quelques-uns qui sont des résumés clairs et fidèles de la science. Je citerai entre autres ceux qui font partie de la *Bibliothèque du médecin praticien*, publiés par MM. Bayle, Deslandes, Dugès, Hollard, Martinet et Tavernier.

Il ne faut pas confondre avec ces Manuels *l'Hygiène des collèges*, que vient de publier M. Pavet de Courteille. C'est une application de l'hygiène à l'éducation physique des enfans. L'auteur a traité cette spécialité d'une manière complète.

quant à la considération, on s'en moque[1].

Il est vraiment difficile de lutter avec de pareils rivaux. Ils plaisent au peuple, et parce qu'ils savent se mettre à sa portée, et parce qu'ils promettent la guérison avec une assurance qui répugnerait à la loyauté et au savoir d'un vrai médecin. L'un, travaillant à bon marché, est toujours sûr de guérir, ou du moins ses remèdes amènent toujours des ré-

[1] Et sans ceux que fournit la ville et la province,
Il en est chez le duc, il en est chez le prince.

Il en est jusque dans l'Académie royale de Médecine ! (Il serait bien plus étonnant qu'il ne s'en trouvât pas dans un corps composé de près de trois cents membres.)

Un docteur de cette troisième classe, *adjoint* de l'Académie, prit un jour la parole pour demander sérieusement que les membres (titulaires et adjoints bien entendu) eussent un costume comme les membres de l'Institut. Un académicien, connu pour la promptitude de sa répartie et pour son ironie mordante, se leva et dit : « Je viens appuyer la proposition de notre honorable collègue, et voici le costume que je propose pour les académiciens zélés comme le préopinant : habit rouge galonné d'or, moustaches, accent germanique, et un paquet de thé de Suisse, ou une caisse d'eau de Cologne sous le bras. »

sultats matériels auxquels le peuple est depuis long-temps accoutumé à rapporter la cause des maladies ; l'autre n'offre que des doutes, de la réserve, et de plus il faudra le payer plus cher ; la préférence peut-elle être un moment douteuse ?

Peut-être serait-il juste que les produits de cette troisième classe fussent exclusivement consommés par le public qui les encourage ; mais contre les calculs de la justice industrielle, et heureusement pour l'humanité, ces médecins puisent incessamment aux sources pures alimentées par leurs confrères délaissés. Les malades eux-mêmes, quand ils se croient en danger, corrigent les fautes de leurs médecins ordinaires ; ils appellent en consultations les praticiens justement renommés et appartenant aux deux premières classes.

Ainsi que nous l'avons déjà démontré mathématiquement, la concurrence produit, à n'en pas douter, un de ses résultats ordinaires, le bon marché ; mais elle ne devrait pas se borner là, pour avoir les avantages qu'elle a dans toutes les branches du commerce ; il faudrait qu'elle améliorât en même temps la qualité de la marchandise, ou que du moins elle l'empêchât de dégénérer; et c'est ce qu'elle ne fait pas.

Les médecins de la troisième classe sont loin de proportion avec ceux des deux premières.

Un autre des effets ordinaires de la concurrence, l'augmentation de la demande, semble un produit incontestable de l'accroissement de la population et de l'aisance. Il est certain que le nombre absolu des malades doit être plus grand parmi trente millions d'individus que parmi vingt-cinq; certain aussi que le goût du bien-être propageant le luxe et l'instruction fait recourir plus tôt et plus souvent au médecin. Mais, d'abord, les commodités de la vie, plus nombreuses et mieux entendues, sont de puissans moyens hygiéniques, et partant, diminuent les chances de maladies individuelles et épidémiques. Ensuite, le bas prix des études médicales, et surtout l'extrême indulgence des juris médicaux, qui reçoivent les officiers de santé, et même des facultés qui reçoivent les docteurs, ont accru le nombre des médecins hors de proportion avec l'augmentation numérique de la population et avec l'accroissement moral de ses besoins.

On dit, et cela est possible, que le nombre absolu des gens exerçant l'art de guérir n'est pas encore suffisant pour toute la France. On assure que plusieurs cantons reculés en sont privés. Ce malheur est un effet secondaire de la vanité mal-entendue qui, après avoir fait adopter un état libéral pour lequel on n'avait ni les avances pécuniaires ni la capacité suffisante, fait croupir dans les villes une foule d'hommes qui, disséminés dans les campagnes, auraient été utiles à leurs concitoyens et vécu dans l'aisance.

Dans les villes, le peuple, qui est principalement séduit par l'assurance du vendeur et par le bas prix de la marchandise, délaisse des produits incomparablement supérieurs, mais qu'il ne sait pas apprécier, parce que leur valeur n'est pas entièrement et directement matérielle. Est-il besoin de montrer le danger des résultats? Avec sa trop grande indulgence pour des sujets qui n'ont pas de suffisantes garanties de talent et d'instruction, la société compromet le sort de beaucoup de malades.

D'un autre côté, faute d'offrir des encouragemens suffisans aux médecins qui réunissent toutes ces garanties, elle se prive des services de sujets précieux qui auraient la juste prétention de faire servir leur état à leur ambition et qui rejettent l'instrument quand ils se sont aperçus qu'il ne leur servirait que fort tard et très-incomplètement.

Il est assez singulier qu'avec tous ces désavantages la médecine marche honorablement à côté des autres sciences physiques, et comme science et comme art. Cette activité est due exclusivement aux travaux pratiques des médecins de la deuxième classe et aux travaux théoriques de ceux de la première classe. Cela même est, ce me semble, le plus grand reproche que nous puissions adresser à la société. Elle est trop puissante et placée trop haut pour accepter sans retour le sacrifice d'aucun de ses enfans. Si elle songe à des récompenses, nous avons déjà vu combien elles étaient chétives en proportion du travail ; nous avons vu qu'elles se faisaient attendre si long-temps qu'elles dé-

courageaient parfois le talent uni à l'ambition. Le reproche d'ingratitude ne peut au
moins éviter d'atteindre la société relative-
ment aux médecins dont l'ambition est bornée et qui se constituent les ministres de la
science par le seul attrait qu'ils y trouvent.

La société est la réunion des efforts des
hommes pour atteindre le bien ; donc, ce qui
est vicieux ne peut être que transitoire ; donc,
trouver le remède est toujours le problème à
résoudre après que le mal a été signalé. J'ai
pris avec moi-même l'engagement d'étudier
cette seconde, cette importante partie de la
matière que je viens de traiter; je n'ose prendre des engagemens avec le public. Après
avoir soulevé la question si controversée de
la concurrence, il faut bien du temps et bien
de l'audace pour s'enfoncer dans celle des
corporations.

De l'imprimerie de GUEFFIER, rue Mazarine, n° 23.